DES

HYPERÉMIES

RÉTINO-CHOROÏDIENNES

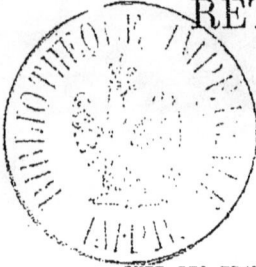

PAR A. V. GUÉPIN,

DOCTEUR EN MÉDECINE,

CHEF DES TRAVAUX ANATOMIQUES A L'ÉCOLE PRÉPARATOIRE DE MÉDECINE
ET DE PHARMACIE DE BORDEAUX.

BORDEAUX

G. GOUNOUILHOU, IMPRIMEUR DE L'ÉCOLE DE MÉDECINE,

ancien hôtel de l'Archevêché (entrée rue Guiraude, 11).

1862

HYPERÉMIES RÉTINO-CHOROÏDIENNES

PREMIÈRE PARTIE.

§ I.

Les hyperémies des membranes internes de l'œil, auxquelles nous donnons le nom d'*hyperémies rétino-choroïdiennes,* ne sont appréciables qu'au moyen de l'ophthalmoscope. Aussi, avant la découverte du professeur Helmotz, n'avait-on à leur endroit que des données vagues et inexactes. Pour quelques chirurgiens, les yeux de l'intelligence permettaient, dans un nombre de cas fort restreint, du reste, de DEVINER la cause des symptômes accusés par le malade; mais tout diagnostic différentiel était impossible, et le praticien le plus exercé ne pouvait juger sainement, ni du siége, ni de la forme, ni de l'intensité de la maladie.

Aujourd'hui ces conditions sont bien changées : le miroir oculaire permet de constater la lésion et d'étudier les symptômes subjectifs qui s'y rapportent. On peut même, et c'est un des grands arguments à opposer à ceux qui nient l'utilité des recherches ophthalmoscopiques, on peut diagnostiquer un certain nombre de maladies des membranes internes sans le secours d'aucun appareil : l'hyperémie rétino-choroïdienne est de ce nombre. Cet immense progrès, nous le devons à l'étude comparative des signes subjectifs et des signes objectifs constatés à l'ophthalmoscope.

C'est une voie nouvelle et féconde dans laquelle doivent entrer tous ceux qui font chaque jour de l'ophthalmoscopie. L'instrument dont ils se servent est malheureusement encore bien loin d'avoir pris la place qu'il mérite à côté des autres instruments de diagnostic. Dans la pratique ordinaire, son emploi reste limité ; il faut de longues études pour arriver à s'en bien servir. C'est donc à ceux qui chaque jour en font usage, à établir deux séries parallèles : l'une, celle des symptômes, l'autre, celle des lésions qui y correspondent, et ce qui est possible aujourd'hui pour l'hyperémie, le deviendra pour d'autres maladies. Sans le secours d'un miroir, le praticien pourra arriver à un diagnostic précis, base de toute thérapeutique rationnelle.

Les hyperémies rétino-chroroïdiennes, dont nous allons développer l'histoire, n'ont encore été le sujet d'aucun travail spécial, d'aucune monographie ; et, dans la plupart des Traités d'ophthalmologie, les auteurs ont décrit avec le plus grand soin, la plus minutieuse exactitude, l'hyperémie, premier phénomène de l'inflammation, laissant trop dans l'ombre, à notre avis du moins, l'hyperémie habituelle, l'état congestif de la rétine et de la choroïde.

Ces congestions ont cependant des formes spéciales ; elles agissent lentement, mais sûrement, sur les membranes où elles se produisent ; et arrivées à une certaine période de leur existence, elles prennent des modes *spéciaux* de terminaison, suivant l'âge, la constitution, la conformation des yeux, les habitudes du sujet.

Nous n'hésitons pas à le dire dès l'abord, la plupart des affections chroniques qui atteignent simultanément les deux yeux ont pour point de départ une hyperémie rétino-choroïdienne, qui a préludé pendant des mois, des années, pendant toute une période de la vie peut-être, aux cataractes, aux glaucômes, aux choroïdites que vous constatez aujourd'hui.

Nous ne nous dissimulons point toutes les difficultés que nous allons rencontrer sur la route; nous toucherons aux questions les plus obscures de l'étiologie dans les maladies des milieux et des membranes internes de l'œil, et nous nous promettons de les résoudre dans la mesure de nos forces.

L'hyperémie se produit une première fois sous l'influence d'une cause quelconque; elle se résout bientôt sans laisser trace de son passage; la cause persiste-t-elle, elle se reproduit de nouveau. Bientôt, ce n'est plus une poussée isolée, c'est une série de poussées congestives qui se succèdent, s'entent les unes sur les autres, atteignent un summun d'intensité, et diminuent progressivement pour disparaître; le temps qui séparait ces poussées devient plus court, enfin il devient nul. L'hyperémie a pris droit de cité dans les deux yeux du sujet; elle est constante.

Nous disons dans les deux yeux, car l'affection s'attaque aux deux yeux simultanément, sans pourtant que l'intensité de l'hyperémie soit toujours la même dans un œil comme dans l'autre.

La vision fonctionne dans des conditions nouvelles d'accommodation; on constate qu'en général le sujet est devenu légèrement presbyte : la cause de cette presbytie est tout anatomique; enfin, le milieu vasculaire qui englobe les milieux réfringents se trouve ainsi dans des conditions nouvelles. Il semble rationnel d'admettre, même à priori, qu'il va se produire des changements dans le corps vitré et le cristallin.

Ces corps, en effet, qui pendant la vie intra-utérine ont eu leur existence propre, sinon indépendante de la rétine et de la choroïde, sont devenus de véritables parasites du système vasculaire profond de l'œil depuis que le canal haloïdien est fermé. Une seule chose pourrait sembler étrange, c'est que les conditions de la vie changeant pour la rétine et la choroïde, le cristallin et le corps vitré, qui vivent à leurs dépens, continuassent à vivre comme auparavant.

A la longue, l'hyperémie provoque des changements dans les milieux; et quand ces changements se sont produits, il existe en général un état pathologique complexe. L'hyperémie persiste souvent, mais elle ne joue plus le rôle principal : c'est une cataracte, un glaucome, une choroïdite qui occupe la scène.

Tel est le résumé très-sommaire de notre sujet. Il importait de l'exposer pour bien dire à quel point de vue nous nous étions placé dans cette étude; et désormais, à chaque fait qui se déroulera devant lui, le lecteur pourra saisir facilement le rapport qui le lie au reste de notre travail.

Pour éviter des redites au moins inutiles et aussi l'omission de faits importants, nous suivrons la forme la plus classique de la description pathologique.

§ II.

Nous entendons par hyperémie rétino-choroïdienne un afflux sanguin momentané ou constant, caractérisé par une turgescence anormale des vaisseaux normaux, artères et veines de la rétine et de la choroïde, sans formation de vaisseaux pathologiques, s'accompagnant de troubles plus ou moins marqués de la vision, et s'attaquant toujours aux deux yeux à la fois.

Cette définition, un peu longue sans doute, a l'avantage de rejeter hors de notre cadre, et parmi les terminaisons de l'hyperémie, les phlegmasies chroniques de la rétine et de la choroïde, avec lesquelles on l'a presque toujours confondue.

Quelques explications nécessaires trouvent ici leur place. Pourquoi comprendre sous un même chef l'hyperémie dans des membranes distinctes qui peuvent s'enflammer isolément?

C'est que ces hyperémies se produisent simultanément dans toute la sphère de vascularisation de l'artère ophthalmique; il serait plus exact même de les appeler *hyperémies oculaires*. Si nous ne l'avons pas fait, c'est qu'elles ne présentent de gravité que dans la rétine et la choroïde, et c'est là ce que nous voulons étudier.

Cliniquement, il est impossible de rencontrer une hyperémie localisée à la rétine ou à la choroïde. Pour se faire une idée exacte des choses, il suffirait d'examiner un certain nombre de malades, et l'on verrait que tout œil congestionné localement est le siége d'une hyperémie générale. L'origine commune des vaisseaux devait faire prévoir ce résultat, que démontre l'expérience directe. Prenons, en effet, un animal facile à maintenir, un lapin par exemple, que l'on dispose dans une boîte dont le couvercle se ferme à coulisse; à la partie supérieure, on a eu le soin de pratiquer une ouverture assez grande pour que le cou de l'animal puisse y être à l'aise, et assez petite pour qu'il ne puisse retirer la tête. Un aide tient les oreilles. Les paupières et la membrane clignotante étant maintenues par l'élévateur en forme de serre-fine de Know-Snowden, on peut, au moyen de l'ophthalmoscope, dans un examen prolongé, assister à la production de l'hyperémie. Nous avons indiqué le procédé que nous employons pour maintenir l'animal, parce qu'en emmaillotant le lapin, ce que j'ai fait d'abord, par suite de la compression exercée sur le thorax par l'appareil, on trouve, quand on examine l'œil, l'hyperémie toute faite, et il devient impossible de la produire par l'excitation de la rétine par une vive lumière.

Quand l'hyperémie s'est produite, on peut voir que même l'œil qui n'a pas été examiné s'est congestionné; il est plus brillant que de coutume, à cause de la sécrétion plus abondante des larmes, et la conjonctive a pris une coloration rosée qui n'est pas normale; les vaisseaux de cette membrane ont pris un volume plus grand que d'habitude. En résumé, nous voyons que, sous l'influence de l'excitation d'une rétine par la lumière, la rétine de l'autre œil se congestionne, de même que tout l'appareil oculaire. Ici, nous excitons un œil, et nous examinons l'autre; on peut ainsi éviter d'avoir à tenir compte de l'irritation que cause à la conjonctive du premier œil le contact des instruments. Il devient possible d'étudier l'hyperémie générale dégagée de toutes les causes mécaniques qui ont pu contribuer à sa production.

La contre-épreuve est plus facile, et ne demande pas toutes les précautions dont nous avons été obligé de nous entourer tout à l'heure.

Prenons de nouveau un lapin : on irrite la cornée au moyen d'un pinceau; la conjonctive rougit, l'œil pleure, et si on examine l'œil à l'ophthalmoscope, on constate dans la rétine et la choroïde une turgescence anormale.

Ces deux expériences prouvent suffisamment que l'on ne peut pas congestionner isolément la conjonctive et la rétine, et à *fortiori* la rétine et la choroïde. Nous devons cependant insister encore sur ce fait, qu'un caractère de l'hyperémie, c'est sa diffusion sur une large surface; et une hyperémie qui se limite, tend par cela même à se transformer et à prendre un mode spécial de terminaison, qui est l'inflammation. Ce fait que nous signalons n'est pas isolé : chaque jour la pathologie cutanée permet de faire des constatations analogues.

§ III.

L'historique des hyperémies rétino-choroïdiennes ne comportant pas de grands développements, les anciens n'ont eu à cet endroit aucune donnée positive; ils connaissaient certains symptômes qui ont rapport aux congestions profondes, et Hippocrate avait signalé les amblyopies liées aux pertes séminales; au début, l'amblyopie dont il est ici question est une hyperémie oculaire profonde. Les lésions de la fonction de vision dans la chloro-anémie avaient été signalées dès la plus haute antiquité.

Ce n'est que depuis la découverte de l'ophthalmoscope que l'on a pu étudier et comprendre l'hyperémie rétino-choroïdienne. Avant, cependant, les oculistes, frappés par certaines séries remarquables de symptômes, avaient donné des noms à ces états morbides dont l'anatomie pathologique était encore lettre close. La plupart des cas de *kopiopie*, Pétrequin; de *disposition à la fatigue des yeux*, Bonnet, de Lyon; d'*asthénopie;* d'*amblyopie musculaire (muscular amaurocis,* Adams), se rapportent à des hyperémies rétino-choroïdiennes, dans un état plus ou moins avancé.

M. Desmarres a constaté, sur un nombre considérable de malades, que la fatigue de l'accommodation est presque constamment liée à une hyperémie profonde. Mon père, le Dr Guépin, de Nantes, a noté des cas où l'hyperémie des membranes oculaires était sous la dépendance d'un état congestif du cerveau ou de ses enveloppes.

Dans les leçons d'ophthalmoscopie professées à la Charité en 1858, M. Follin a fait remarquer que la coloration du champ ophthalmoscopique variait avec la réplétion du *vasa vorticosa;* et dans sa dernière leçon, il insiste sur ce fait que les lésions du corps vitré sont secondaires : « *Le corps vitré n'est jamais primitivement malade; il ne s'enflamme pas; ses lésions sont toujours secondaires.* » *(Loc. cit.,* p. 109.)

Tout récemment, M. le Dr Guérineau, de Poitiers, dans son *Traité d'ophthalmoscopie,* a eu à étudier les hyperémies rétino-choroïdiennes. La division anatomique de son livre, le *Traité d'ophthalmoscopie* le plus étendu que nous possédions encore, l'a forcé de consacrer des articles spéciaux à l'hyperémie de la choroïde et à l'hyperémie de la rétine, sans faire d'article spécial pour l'affection que nous décrivons. Par suite de la même classification, il a été entraîné à décrire les terminaisons de l'hyperémie sans les rattacher à la cause qui les a produites; mais il a noté avec soin tous les signes appréciables au moyen du miroir oculaire.

Enfin, des auteurs estimés à juste titre n'ont voulu voir dans l'hyperémie que nous décrivons qu'une phlegmasie chronique de la rétine. C'est une opinion qui a été soutenue en Allemagne, en particulier par le professeur Pilz, de Prague, dans son savant *Traité d'ophthalmologie*.

Nous avons déjà dit, à propos de la définition, que l'inflammation était un mode de terminaison de l'hyperémie, et il est difficile de croire qu'une ventouse et quelques applications froides puissent guérir, ou au moins beaucoup améliorer une inflammation chronique, tandis qu'il n'est pas irrationnel de penser que leur action soit efficace dans un cas d'hyperémie; de plus, l'hyperémie reste longtemps stationnaire; l'inflammation, même la plus chronique, gagne du terrain ou recule.

Quant à l'hyperémie qui précède les inflammations aiguës, elle est en général très-fugace; elle parcourt très-rapidement ses périodes pour arriver à la résolution ou à une autre terminaison. Sa marche est très-rapide; souvent elle ne précède que de quelques heures l'inflammation; et au moment où le chirurgien arrive près du malade, elle est en voie de transformation; il faudrait des circonstances exceptionnelles pour la constater objectivement. Les malades, qui se sentent en général l'œil un peu plus fatigué que de coutume, un peu troublé, pensent que cette gêne va bientôt disparaître, et ils n'ont recours à la médecine que quand l'inflammation est établie.

Dans son traité tout nouveau, M. Ch. Deval parle de l'hyperémie de la couche chorio-capillaire de la choroïde. En traitant les paragraphes qui touchent aux fatigues de l'accommodation, il parle de l'hyperémie rétinienne comme d'un épiphénomène. Nous regrettons cette lacune dans son livre, dont la valeur est incontestable; nous croyons que l'hyperémie des membranes profondes, quoiqu'elle soit peu décrite dans les livres, est cependant connue de tous ceux qui font de l'ophthalmoscopie.

§ IV.

Les hyperémies rétino-choroïdiennes présentent deux périodes distinctes dans leur évolution : pendant la première, c'est là un caractère distinctif, les troubles, tant organiques que fonctionnels, ne durent que fort peu de temps, et l'affection est exclusivement constituée par une poussée congestive qui se produit tout à coup, arrive rapidement à son summun d'intensité pour diminuer graduellement et disparaître sans laisser de traces. Nous avons déjà dit que ces congestions se produisent souvent par séries plus ou moins éloignées les unes des autres.

Dans la seconde période, au contraire, l'hyperémie existe constamment dans les deux yeux, sans y être toujours au même degré d'intensité. Il semble alors qu'une hyperémie fugace vient s'ajouter pour un temps à l'hyperémie constante; quand la résolution arrive, il reste un fonds congestif qui constitue le caractère essentiel de cette période.

§ V.

L'anatomie pathologique des congestions de l'hémisphère postérieure de l'œil est implicitement comprise dans la définition que nous en avons donnée. Nous nous y arrêterons quelques instants.

Sous l'influence d'une des causes que nous étudierons dans

le paragraphe suivant, une hyperémie se produit une première fois, et alors il peut arriver de deux choses l'une : ou
bien pareil accident ne se renouvellera plus, si la cause est
détruite ou profondément modifiée; ou bien, sous la même
influence que la première fois, l'hyperémie se reproduira.
Toujours est-il que pendant la production de l'hyperémie les
vaisseaux centraux de la pupille augmentent de volume et
prennent une coloration plus foncée dans la zone qui entoure
le point d'émergence des vaisseaux et qui est peu vasculaire;
il n'y a rien de particulier à noter à cette période : le pourtour
de la lame criblée, au contraire, est rosé; elle n'a ni la transparence ni la coloration normale, ce qui tient à la réplétion
plus complète que de coutume des petits vaisseaux qui lui
donnent sa coloration.

En résumé, sauf la région centrale qui garde la coloration
blanche et mate, le reste de la pupille a subi une augmentation dans l'intensité de la coloration.

De son côté, la choroïde, qui doit sa coloration rouge à la
plus ou moins vive quantité de sang qui circule dans les *vasa
vorticosa*, la choroïde, disons-nous, devient d'un ton plus
accentué; entre les vaisseaux, on voit comme des îlots de
pigment plus ou moins foncé, suivant la coloration générale
du sujet. Il y a deux causes de coloration de la choroïde, et
elles agissent en sens contraire l'une de l'autre : c'est la coloration donnée par le pigment choroïdien qui éteint plus ou
moins les rayons lumineux, et la coloration rouge fournie
par les *vasa vorticosa* vus par transparence.

Le moyen que nous avons déjà indiqué comme pouvant
servir à assister à la production de l'hyperémie pourrait nous
permettre d'en étudier l'anatomie pathologique sur les animaux. Sur l'homme, on voit souvent une hyperémie se produire pendant un examen dont la durée n'a rien d'exagéré,
et même avec un éclairage moyen. Ce phénomène se produit

surtout quand la pupille a été dilatée par l'atropine. Chez les jeunes sujets, dont la pupille est en général largement ouverte, la même chose a lieu souvent. En appliquant sur les yeux pendant quelques minutes une compresse trempée dans l'eau froide, on fait disparaître l'hyperémie. Un examen très-rapide permet de constater que tout est de nouveau à l'état normal.

Les signes anatomiques que nous venons de constater dans la première période–nous allons les rencontrer dans la seconde, mais avec des modifications.

Ce qui frappe dès le premier abord quand on examine un œil atteint d'hyperémie constante, c'est la presque uniformité de coloration du champ ophthalmoscopique. En effet, la couleur de la pupille est plus rouge, surtout dans la zone externe, par rapport au point d'émergence des vaisseaux, c'est-à-dire que les vaisseaux qui donnent à la pupille sa coloration rose normale ayant augmenté de volume, la pupille a pris une coloration plus accentuée. D'un autre côté, la choroïde doit sa coloration rouge à ses vaisseaux, qui, vus par transparence à travers le pigment choroïdien, donnent une coloration rouge d'autant plus franche que les *vasa vorticosa* contiennent plus de sang. La pupille et la choroïde ont donc pris des colorations qui *tendent* vers un rouge uniforme; mais ce n'est que dans des cas exceptionnels d'hyperémie que les contours de la pupille semblent tout à fait effacés.

Quant à la rétine elle-même, elle se trouve aussi dans des conditions nouvelles; sa transparence presque complète rend fort difficile, pour ne pas dire impossible, toute constatation de signes autres que ceux qui ont rapport au calibre, à la direction et à la transparence des vaisseaux. Les veines de la pupille ont pris un volume plus considérable qu'à l'état normal, et pour deux causes : la première, c'est que l'artère centrale amène plus de sang dans l'œil; et la seconde, c'est la gêne plus ou moins grande de la circulation, au point où les veines centrales s'enfoncent dans la lame criblée. Ces vaisseaux subissent un certain degré de compression qui gêne le retour du sang vers le cœur, et qui contribue à augmenter le volume des veines. Les veines sont donc dilatées; mais comme elles ne sont pas toutes situées à une égale épaisseur de la surface interne de la rétine, il en résulte qu'elles sont inégalement apparentes, et que, par un jeu de lumière facile à saisir, elles semblent avoir subi des dilatations moniliformes. Ce fait a été signalé par M. Liebreith, dans la traduction de Mackensie, par MM. Testelin et Warlomont.

Quand l'hyperémie est très-ancienne, surtout quand elle se complique d'une inflammation chronique, ce n'est plus un jeu de lumière qui fait paraître les veines fluxeuses et dilatées en certains points : l'observation attentive à l'image droite, permet de constater l'existence de véritables renflements.

Dans cette augmentation du calibre des vaisseaux veineux de la pupille, on doit noter qu'à l'image renversée on peut suivre des veinules jusqu'à l'*ora serrata,* et cela sans difficulté; de plus, au lieu de diminuer de calibre, à partir du bord de la pupille ou de la première veinule qu'elles reçoivent, leur diamètre ne diminue sensiblement que beaucoup plus loin.

La transparence des vaisseaux est singulièrement amoindrie; et si à l'état normal on peut faire traverser facilement par la lumière les vaisseaux rétiniens dans l'hyperémie, à la seconde période c'est toujours fort difficile, et on voit l'ombre portée de ces vaisseaux sur la choroïde.

Les artères ont subi des altérations analogues, mais bien moins marquées, ce qui tient à la transparence plus grande et à leur volume moindre.

On a noté l'existence d'une atmosphère nuageuse autour

des vaisseaux dans l'hyperémie rétinienne. Nous l'avons vue dans les rétinites chroniques, mais non dans l'hyperémie simple, et peut-être a-t-on confondu l'ombre portée avec l'exsudation nuageuse.

Les *vasa vorticosa* se dessinent en rouge plus clair sur le fond rouge de la choroïde; ils forment des dessins presque réguliers; et chez les sujets dont le système pileux est très coloré, il semble qu'il y ait entre chaque vaisseau des ilots de pigment. Ce phénomène est d'autant plus marqué que l'hyperémie est plus ancienne et qu'elle a une plus grande tendance à se terminer par une choroïdite chronique, dont le premier phénomène est la macération du pigment.

Quant à la coloration générale de l'hémisphère postérieure interne de l'œil, elle ne peut fournir que des données dont la valeur est loin d'être absolue; il faudrait avoir examiné souvent le même œil dans des conditions différentes de santé pour attacher quelque importance à ce signe isolé.

Pour arriver à nous faire une juste idée de la valeur des colorations comme symptôme, nous avons fait deux séries parallèles : l'une noire, l'autre rouge, de dégradations de teintes, deux gammes colorées de dix tons différents.

Nous avons cherché tout d'abord, une coloration foncée du système pileux étant donnée, quelle était la coloration rouge du fond de l'œil qui y répondait à l'état normal; puis ensuite ainsi pour les dix teintes noirâtres, nous avons eu dix teintes rouges, vraies approximativement dans l'état physiologique seulement. Passant à l'état pathologique, nous avons recherché chez un sujet qui possédait une coloration foncée, celle du n° 1 par exemple, quelle était la modification, le degré de changement vers la coloration rouge; et après bien des recherches, nous avons rejeté complétement ce moyen, parce que la coloration générale que prend l'hémisphère postérieure dans l'hyperémie varie beaucoup suivant l'âge du sujet, et qu'il n'y a qu'un rapport assez éloigné souvent entre la nuance du pigment choroïdien et la couleur des cheveux, de la barbe, des cils, etc.

De plus, l'intensité des teintes rouges varie à chaque instant, ce qui tient à ce que la quantité de sang contenu dans les *vasa vorticosa* varie du plus au moins, et réciproquement, sous l'influence d'une foule de causes : une course faite rapidement, l'action de monter un escalier, une émotion vive, l'éclairage de l'œil. Aussi doit-on, dans l'étude que nous venons de décrire, examiner l'œil très-rapidement et avec un éclairage peu brillant.

Un dernier signe que l'on voit fréquemment, surtout chez les chlorotiques, c'est la pulsation spontanée de la *veine centrale* de la rétine; il est d'autant plus facile à produire, que l'œil est hyperémié depuis plus longtemps, que la congestion est plus considérable, et qu'enfin le malade est soumis à une des causes directes ou indirectes de congestion que nous venons de citer.

L'anatomie pathologique, comme nous venons de le voir, est constituée en grande partie, pour ne pas dire en totalité, par les signes ophthalmoscopiques; et grâce au miroir oculaire, on peut faire souvent de l'anatomie pathologique sur l'homme vivant.

§ VI.

Les causes des hyperémies rétino-choroïdiennes sont fort nombreuses et leur importance est considérable; souvent, par leur persistance, elles entretiennent un état pathologique qui en dehors d'elles n'aurait plus sa raison d'être. Dans la pratique, l'étude de l'étiologie permet souvent de saisir le nœud de la question, l'indication capitale qui dirigera le traitement.

Est-ce là dire qu'une fois la cause d'une hyperémie profonde appréciée exactement et complètement éloignée, l'hyperémie va d'elle-même, sans le secours d'aucun moyen thérapeutique, parcourir, mais en sens inverse, toutes les phases de son évolution ascendante? Cela pourrait être, surtout pour les hyperémies fugaces, quand la cause de l'affection est toute locale; mais pour l'hyperémie parvenue à la seconde période, ce fait, s'il se présentait, serait d'autant plus remarquable et constituerait une exception d'autant plus intéressante, qu'à cette période l'hyperémie, après avoir été simplement un symptôme, devient une des causes qui, par l'excitation qu'elles donnent à la rétine, favorisent le plus une nouvelle poussée congestive vers les membranes internes de l'œil.

M. le professeur Malgaigne a dit avec raison que rien ne prédispose autant aux hernies qu'une première hernie; on pourrait dire ici, que rien ne prédispose plus aux poussées congestives vers l'œil qu'une hyperémie.

L'hyperémie à la deuxième période, on le comprend bien, ne tend à rien moins qu'à diminuer spontanément.

La multiplicité des causes que nous allons passer en revue exige que nous les réunissions par groupes. En citant successivement l'anémie, la pléthore, l'onanisme, les excès vénériens, les fréquents écarts de régime, l'emploi d'un éclairage mal réglé pour des travaux délicats, le sexe féminin, etc., nous arriverions rapidement à fabriquer la plus stérile énumération.

C'est en se plaçant à un point de vue plus élevé, plus philosophique, que nous parviendrons à grouper convenablement les faits.

Nous distinguerons les causes générales des causes locales. Les causes générales peuvent se ranger sous deux chefs principaux :

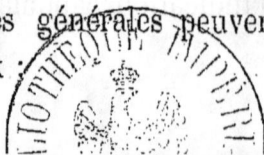

2

1° Toutes les causes, toutes les affections qui amènent une débilitation générale de l'économie;

2° Toutes les causes d'excitation, d'hyperémie générale du cerveau et de ses annexes.

Parmis les premières, nous trouvons l'anémie et toutes les affections qui y conduisent, les dyspepsies, les affections organiques, les maladies chroniques, les déplacements de certains organes, de l'utérus en particulier.

Parmi les secondes, nous trouvons les excès de table, l'abus des liqueurs alcooliques, l'excitation génitale habituelle et prolongée, toutes causes qui favorisent l'hyperémie des centres nerveux.

Il peut sembler étrange, au premier abord, que deux ordres de causes directement opposées puissent arriver à produire le même symptôme oculaire, chaque série présentant du reste, en dehors de l'œil, des symptômes absolument contraires. Nous présenterons, toutefois, en son lieu, l'explication de la production de l'hyperémie chez les anémiques.

Quelquefois on voit une hyperémie naître et se développer sous l'influence d'une cause d'excitation, sous l'influence d'un régime trop succulent et d'excès alcooliques, par exemple; se trouver plus tard, quand, par suite de ces écarts de régime, le malade est devenu dyspeptique, se trouver, dis-je, liée à une anémie qu'il faudra préalablement guérir pour améliorer la vision.

Les hyperémies qui sont liées aux congestions encéphaliques mériteraient une description à part. Cependant, comme leur histoire et leur thérapeutique se trouve implicitement comprise dans l'histoire des hyperémies des centres nerveux, nous n'insisterons, chemin faisant, que sur les symptômes particuliers qu'elles présentent; de plus, comme les congestions habituelles et chroniques du cerveau auxquelles elles sont liées réclament les soins du médecin plutôt que ceux d'un oculiste, les spécialistes en rencontrent peu dans leur pratique.

Quant aux causes débilitantes, ce sont elles dont on constate l'influence dans l'immense majorité des cas. Une grande quantité de sujets, de femmes anémiques surtout, ont des troubles plus ou moins marqués de la vision qui ont pour signe ophthalmoscopique une hyperémie rétino-choroïdienne.

Au premier abord, on peut se demander comment l'anémie ou les états qui y conduisent, peuvent avoir avec une congestion un rapport de cause à effet; c'est au moins une parenté singulière. La pathogénie de l'hyperémie a paru fort difficile aux auteurs qui ont eu à traiter cette question; ils ont bien vu que l'hyperémie était liée à un appauvrissement général du sang; mais, à ma connaissance, on n'a pas expliqué le mécanisme de la congestion. Faute de mieux, nous proposons l'explication que nous nous sommes donnée à nous-même, et qui a au moins pour elle une grande probabilité.

A notre avis, la cause de l'hyperémie rétino-choroïdienne est la conséquence d'un fait d'observation admis par tout le monde. Personne ne niera que les sujets atteints d'une anémie bien caractérisée n'aient subi une notable émaciation qui porte non-seulement sur le tissu cellulaire, mais encore sur les organes eux-mêmes. Ainsi, un anémique a, toute proportion gardée, des muscles moins volumineux et moins aptes à remplir leur fonction physiologique, la contraction, qu'un individu sain. Un sujet anémique a donc des muscles qui ont perdu une partie de leur vigueur, une partie de leur disposition à se contracter. Ce qui revient à dire que, toutes choses égales d'ailleurs, un anémique doit faire un effort plus considérable qu'un individu sain pour produire le même résultat, le même effet utile. En d'autres termes : pour produire la même contraction musculaire qu'un sujet en état de santé, un anémique emploiera une force qui sera une fraction plus considérable de sa force totale que la fraction de la force employée par le premier. Il arrivera, il arrive même tous les jours, c'est un fait constant d'observation, que malgré l'effort le sujet débilité ne peut produire l'effet utile.

Or, cette paresse du système musculaire à fibres striées est partagée par le système à fibres lisses. C'est là une cause des constipations chez les chlorotiques et chez quelques vieillards.

L'accommodation, l'adaptation de l'œil pour la vision des objets aux différentes distances est le résultat d'une contraction musculaire, de la contraction du muscle ciliaire. Par suite de la paresse de ce muscle, il faut un effort plus considérable qu'à l'état normal pour que l'accommodation se produise, et c'est là une cause d'hyperémie qui a pour symptôme primitif une légère presbytie.

Pour remédier à cet état de choses, le muscle ciliaire se contracte énergiquement sans arriver à une contraction capable de corriger cette presbytie et d'accommoder l'œil pour de petits objets à petite distance ; bientôt fatigué, il devient incapable d'agir ; l'hyperémie s'est produite une première fois.

Cette explication, qui semble rationnelle, rend compte de la lutte qui se produit avant le trouble oculaire ; tous les malades intelligents en parlent, quand on les interroge à ce sujet.

Quoiqu'il en soit, l'anémie et toutes les affections qui ont une action débilitante prolongée sur l'économie, favorisent la production des hyperémies et les entretiennent.

Nous ne pouvons exposer ici toutes les causes d'anémie, mais nous rappellerons l'alimentation insuffisante, soit comme qualité, soit comme quantité, le manque d'exercice physique à l'air libre et au soleil. Nous mentionnerons encore les affections chroniques, les dyspepsies, les affections viscérales, l'hypochondrie, les déplacements viscéraux, les maladies chroniques de l'appareil génito-urinaire.

Les causes locales sont de deux sortes : ou bien elles se rattachent à une excitation de la rétine par une vive lumière, par exemple, ou bien à un effort immodéré d'accommodation pour la vision des petits objets à courte distance. Parmi les premières, on doit citer la vue prolongée d'objets brillants, de boules métalliques, polies et animées d'un mouvement rapide; le travail prolongé sur des objets qui réfléchissent vivement la lumière.

Les rayons chimiques de la lumière décomposée par un prisme ont la propriété de congestionner très-vivement la rétine. Aussi la lumière électrique, qui contient une très-grande quantité de ces faisceaux, fatigue énormément. Ce sera peut-être là une des causes qui empêcheront l'emploi de la lumière électrique dans les usages de la vie, la fluorescence des milieux de l'œil n'étant pas assez considérable pour transformer tous ces rayons chimiques en rayons physiques.

La cause la plus fréquente d'hyperémie retino-choroïdienne, c'est l'accommodation forcée pour des petits objets et à courte distance; presque toujours les individus employés aux travaux très-délicats cherchent à rapprocher, autant qu'ils le peuvent, de leurs yeux, les objets qu'ils tiennent entre les mains; les graveurs sur bijoux, les horlogers, les couturières qui font des piqûres, en sont des exemples. Presque toujours, pour voir plus distinctement, ils mettent leur ouvrage en-deçà de la distance normale de vision distincte; alors il faut un violent effort des systèmes musculaires interne et externe de l'œil pour que les deux yeux se mettent en rapport avec l'objet. De cet effort, naît l'hyperémie, qui, comme nous l'avons déjà dit, rend l'œil légèrement presbyte, et cette nouvelle cause venant s'ajouter aux autres, si le sujet continue à travailler, il y a toute chance pour que l'hyperémie augmente.

A côté de l'accommodation forcée pour un œil normal, vient se placer naturellement l'usage intempestif des lunettes, devenu bien plus fréquent depuis quelques années ; une mode singulière a imposé le binocle à une foule d'individus qui pourraient s'en passer, mais qui se servent de verres biconvexes ou biconcaves, au grand détriment de leur vue ; encore si les opticiens avaient toujours soin de leur mettre de simples verres à vitre !

La lecture et le travail appliquant, chez les presbytes qui ne portent pas pour le travail des verres convenables, présentent un cas qui peut rentrer complètement dans le premier : c'est un genre spécial d'accommodation forcée.

§ VII.

La fréquence des hyperémies profondes de l'œil est, on en peut juger par l'étiologie, relativement très-considérable, et nous ne tenons pas compte ici des hyperémies profondes liées à presque toutes les inflammations de la conjonctive et des annexes de l'œil, hyperémies qui disparaissent aussitôt que la cause qui les a produites a disparu, que l'on guérit sans avoir à diriger contre elles d'autres moyens thérapeutiques que ceux que l'on emploie contre la maladie qui joue le rôle de cause. Notons seulement, en passant, que l'effet thérapeutique immédiat des astringents, c'est l'irritation ; que, quand on emploie les astringents à dose un peu élevée, on congestionne le système vasculaire profond de l'œil, et que dans certains cas, il y a des dangers à augmenter l'hyperémie intra-oculaire.

Les hyperémies profondes se rencontrent surtout chez tous ceux qui abusent de leurs yeux, qui travaillent des objets délicats avec un éclairage mal entendu, et qui, par suite de leur position ou de leur état de santé, ne sont pas dans des conditions telles qu'elles puissent réparer par une alimentation suffisante, par l'exercice et l'insolation, un sang appauvri en globules. Nous noterons donc le sexe féminin, le travail sédentaire, l'habitation des grandes villes.

Le plus souvent, c'est pendant la première moitié de la vie que se développent les hyperémies, rares avant huit ou neuf ans; leur proportion augmente beaucoup depuis l'âge de la puberté jusqu'à vingt-cinq ans; de vingt-cinq à trente-cinq leur proportion diminue, et elles deviennent très-rares après quarante ou quarante-cinq ans, époque à laquelle l'hyperémie est guérie ou bien a pris un mode de terminaison qui est une transformation pathologique.

Nous remarquerons qu'en général, avant quinze ans, les hyperémies profondes sont aussi fréquentes chez les garçons que chez les filles; plus tard il y a une bien plus grande proportion de femmes atteintes. Dans les classes riches, où le travail n'est pas forcé, le nombre porportionnel des malades est moins considérable que dans les classes peu aisées. Cependant les veilles prolongées, les lectures à la lumière artificielle, les ouvrages à l'aiguille, les broderies, etc., etc., et, surtout chez les femmes, le défaut d'exercice physique, sont encore des causes puissantes.

Dans les classes pauvres, on pourrait dire que presque toutes les brodeuses, les couturières, les piqueuses, les repriseuses, ont eu ou auront des hyperémies oculaires profondes plus ou moins graves ou légères; les lingères, les lisseuses et toutes les ouvrières qui, par suite de leur profession, travaillent dans un espace souvent étroit, toujours surchauffé, y sont particulièrement prédisposées.

Parmi les hommes, ce sont les cordonniers, puis les graveurs, les bijoutiers, les horlogers, les selliers et les compositeurs d'imprimerie qui présentent le plus souvent des hyperémies.

M. le Dr Liebreith, dont le nom est si connu de tous ceux qui font de l'ophthalmoscopie, M. Liebreith, dis-je, a noté l'hyperémie rétino-choroïdienne chez un grand nombre de forgerons et d'ouvriers qui travaillent les métaux incandescents.

En dehors de la profession, en dehors même des conditions de sexe et d'âge que nous avons indiquées, il se développe un certain nombre d'hyperémies rétino-choroïdiennes, qui, comme cause locale, comme cause efficiente, reconnaissent des habitudes de famille ou même d'individu qu'il serait impossible de faire entrer en ligne de compte. Nous citerons cependant un fait de ce genre dans une famille fort distinguée du reste : le père était presbyte et était fort mécontent de voir ses enfants tenir leur livre à la distance moyenne de vision distincte; il craignait pour eux une myopie consécutive à ce qu'il croyait chez eux une habitude. *Ses trois enfants* eurent bientôt une hyperémie rétino-choroïdienne dont ils guérirent rapidement par le repos et les lotions froides, et qui ne se renouvela pas, les enfants n'étant plus forcés de lire à une trop grande distance.

§ VIII.

Nous avons encore étudié les différentes lésions anatomiques qui caractérisent les hyperémies rétino-choroïdiennes à leurs deux périodes. Ces deux périodes sont distinctes au point de vue anatomique, puisque dans la seconde l'hyperémie est constante, avec de véritables exacerbations; tandis que dans la première, il n'y a que des poussées congestives isolées, quelquefois réunies par groupes; au point de vue des symptômes, nous allons les trouver aussi distinctes et carac térisées par des signes analogues, mais non semblables. Avant de présenter la symptomatologie, nous croyons convenable de rappeler par ordre les signes objectifs, l'ophtalmoscopie des hyperémies de la rétine et de la choroïde, et d'y joindre les questions de physiologie pathologique qui s'y rattachent naturellement.

Dans la première période, en dehors de la poussée conges- tive, l'anatomie pathologique est nulle aussi, et l'œil est à l'état de complète intégrité fonctionnelle. Quand l'hyperémie se produit, les vaisseaux se gorgent de sang, les artères et les veines participent à cette augmentation de calibre; mais le phénomène est plus accentué dans les veines, à cause de la gêne de la circulation en retour. Pour les raisons que nous avons déjà indiquées, la papille du nerf optique devient plus rose qu'à l'état normal, tandis que la choroïde prend une teinte rouge plus franche, ce qui rend moins tranchée les limites de la papille. Au premier moment, la papille se res- serre, le sphincter irien se contracte presque spasmodique- ment; cependant, la conjonctive s'injecte très-finement; la glande lacrymale secrète, les glandules de la conjonctive fournissent un liquide plus abondant; l'œil semble plus bril- lant que de coutume; quelques larmes s'échappent par le grand angle de l'œil; l'hyperémie a atteint son summum d'intensité et va décroître; la pupille alors se dilate assez largement, et ce n'est qu'au bout d'un certain temps qu'elle va reprendre les dimensions normales. Alors, par un examen rapide, on peut constater que tout est rentré dans l'ordre, et qu'il n'existe aucun signe de turgescence des vaisseaux intra- oculaires; la vision se fait comme d'habitude, tandis que pendant l'attaque, qu'on nous pardonne ce mot qui rend bien notre pensée, la vision avait été troublée, surtout pour la vision des objets petits et rapprochés. Si le malade lisait, il a eu sensation d'une toile d'araignée promenée entre les yeux et le livre. C'est assez dire que pendant un temps limité l'accommodation devient impossible. Or, les agents de l'accommodation sont l'iris et le muscle ciliaire. Ces deux organes, qui possèdent des fibres de même nature chez l'homme et chez les animaux supérieurs, sont sujets, pendant toute la durée de la scène que nous venons de décrire, à une série de contractions impuissantes à produire l'accommodation ; et enfin, après s'être littéralement fatigués en efforts inutiles, ils cessent d'agir pendant quelques minutes.

Ici se trouve toute posée par le fait une des questions les plus difficiles de notre sujet : Est-ce l'hyperémie qui est cause de la fatigue du muscle ciliaire et de l'iris? Est-ce au contraire la fatigue de ces organes qui est primitive? Il nous semble très-probable, très-rationnel d'admettre que l'hyperémie et la fatigue musculaire peuvent être primitives suivant les cas. Ainsi, en regardant le soleil, ce que tous les enfants ont essayé de faire, il se produit, comme avec l'éclairage de l'ophthalmoscope, une hyperémie ; la pupille se resserre et la contraction continue quelques instants après qu'on a cessé de regarder le soleil ; puis, au bout d'un certain temps, la réaction se produit ; il y a une série d'oscillations pupillaires, et l'œil est de nouveau apte à l'accommodation. Dans ce cas, l'hyperémie est certainement primitive.

A notre avis, l'hyperémie cause la fatigue du muscle dans l'immense majorité des cas, mais exceptionnellement dans certaines mydriases incomplètes ; la paralysie du sphincter irien est primitive par rapport à l'hyperémie que l'on constate souvent dans les cas de ce genre.

L'hyperémie rend l'œil plus presbyte, nous l'avons dit, et la cause est tout anatomique. En effet, les vaisseaux de la rétine et de la choroïde augmentant de volume, repoussent en avant, très-faiblement il est vrai, le plan antérieur ou interne de la rétine; ce qui fait que l'image se forme un peu plus en arrière qu'à l'état normal, et que sur la rétine il se forme des cercles de diffusion. Cette presbytie, que corrigent des verres biconvexes très-faibles, nécessite de plus grands efforts du muscle ciliaire pour arriver à la vue de petits objets rapprochés : les lettres d'un livre, les points d'une couture, les traits d'une gravure; alors, après un certain temps d'efforts violents et habiles à produire l'adaptation, vient la période des efforts impuissants que nous avons décrite.

Dans la seconde période, celle que l'on rencontre le plus souvent dans la pratique, l'hyperémie est constante; la presbytie symptomatique l'est aussi; la fatigue musculaire peut donc se produire très-facilement, et c'est ce qui a lieu. Les signes opthalmoscopiques sont la coloration rouge générale de l'hémisphère postérieur interne, dont nous avons du reste discuté la valeur séméïologique; la turgescence des vaisseaux artères et veines, les dilatations moniliformes de ces dernières, dilatations qui peuvent dans certains cas n'être qu'une apparence produite par un jeu spécial de lumière sur un vaisseau qui n'est pas situé partout à une égale profondeur dans la membrane qui le contient, et qui, dans d'autres cas, sont bien réelles. Du côté de la papille optique on voit une rougeur insolite, et sur ce fond, les vaisseaux qui ne se laissent que difficilement traverser par la lumière. La lame criblée, habituellement blanche, est quelquefois d'une coloration très-vive, et alors, on ne reconnaît le centre de la papille qu'au point, qui lui est assez voisin, d'où émergent les vaisseaux.

Nous avons déjà décrit l'aspect que prend la choroïde quand les vaisseaux sont dilatés; les *vasa vorticosa* ont une apparence rouge, et le pigment qui les recouvre se laisse traverser imparfaitement par la lumière dans les autres points. Le pigment choroïdien est complétement opaque; il se forme des îlots noirâtres plus ou moins foncés suivant la coloration des sujets, et bordés par des stries rouges formées par les vaisseaux,

Voilà les signes que l'on observe dans la papille, la rétine et la choroïde. La pulsation spontanée de la veine centrale, qui n'est jamais constante et qui dure très-peu chez les sujets atteints d'hyperémie, doit être rappelée pour mémoire. Nous en avons déjà parlé.

§ IX.

Pour compléter l'exposé de la symptomatologie, nous devons parler de la durée et du nombre des poussées congestives que nous avons décrites.

Dans la grande majorité des cas, toute la poussée se produit et se résout en quelques minutes, en quelques secondes. On peut bientôt reprendre le travail; mais aussi, souvent, survient alors une nouvelle congestion qui bientôt est suivie d'une autre.

Si c'est une hyperémie, à la première période les attaques se renouvellent moins facilement, et en dehors de la congestion l'œil est parfaitement à l'état normal. Dans la seconde période, au contraire, il reste un fond d'hyperémie qui persiste quand les poussées congestives ont disparu.

Les poussées isolées de la première période durent, nous l'avons dit, fort peu de temps, se renouvellent à de grands intervalles; quelquefois elles se reproduisent par séries isolées, reparaissent à des époques fixes chez les femmes atteintes de dysménorrhée. Par exemple : chez une jeune femme à laquelle nous donnons des soins, les poussées congestives sont très-fréquentes, durent pendant toute la période menstruelle, et la moindre émotion, les mouvements un peu vifs en augmentent singulièrement l'intensité; le sujet est hystérique, et la perte de sang est très-variable et manque quelquefois complétement.

Nous ne parlerons pas des hyperémies tout à fait sans conséquence qui se résolvent immédiatement et qui ne se reproduisent plus faute d'un terrain propre au développement de cette affection.

Dans la seconde période, les phénomènes sont les mêmes, sauf qu'il existe un *fond* hyperémique persistant.

§ X.

Pour apprécier les signes des hyperémies rétino-choroïdiennes, il faut procéder dans un ordre systématique. Après l'examen de l'œil, sans instrument, on laissera reposer un peu le malade, en ayant soin de ne pas le laisser exposé à une trop vive lumière; on procédera ensuite à l'examen ophthalmoscopique, qui devra être rapide, l'œil étant convenablement dirigé pour que le chirurgien puisse de prime abord voir la papille, juger de la coloration, de ses contours, du nombre et du volume des vaisseaux centraux; après un temps d'arrêt, examiner la choroïde autant que possible en suivant les vaisseaux rétiniens.

Une fois l'hyperémie constatée, il faut autant que possible revoir le malade dans des conditions différentes du premier examen, à jeun et avant toute fatigue physique par exemple, une autre fois après le travail; si c'est une femme, avant et pendant l'époque menstruelle.

Je n'ai pas parlé des recherches étiologiques; il faut souvent procéder à un examen complet du malade.

Les hyperémies rétino-choroïdiennes ne peuvent être confondues avec une autre maladie que pendant leur seconde période, et alors elles pourraient être prises pour une rétino-choroïdite de forme chronique. Nous avons déjà insisté, dans l'anatomie pathologique, sur la diffusion de la coloration rouge de l'hémisphère postérieur interne dans l'hyperémie, et sur la localisation des accidents inflammatoires qui pourraient donner le change. Autour de ce foyer inflammatoire, on voit une rougeur constituée par des vaisseaux très-fins, que l'on peut reconnaître très-bien par l'exploration à l'image droite.

Enfin, dans les inflammations de la rétine et de la choroïne, c'est presque toujours le segment correspondant de la papille optique qui est plus coloré qu'à l'état normal. Tous les accidents inflammatoires se trouvent donc compris dans un espace angulaire assez bien délimité, tandis que ces phénomènes relatifs à la coloration sont uniformes sur la papille dans l'hyperémie.

Enfin, dans la rétinique chronique, les vaisseaux sont enveloppés dans une atmosphère nuageuse qui manque dans l'autre cas.

A ces différences anatomiques, il faut ajouter des divergences considérables dans les symptômes subjectifs. Le malade n'éprouve pas de troubles passagers dans une inflammation, mais bien des troubles constants, plus ou moins marqués. Ainsi, des corps flottants de formes très-diverses dans le cas de ramollissement du corps vitré, ou bien une mouche noire fixe qui correspond souvent, ainsi que nous avons eu occasion de l'observer, à un point de la rétine recouvert par une exsudation.

On ne confondra pas non plus une compression du nerf optique, au début, avec une hyperémie. Dans la compression du nerf optique, la circulation en retour est fort gênée, mais la circulation directe est presque arrêtée. Il y a une véritable stase dans les vaisseaux veineux, et l'artère centrale conserve son volume, mais prend une coloration foncée. Dans un cas de ce genre, nous n'avons pas pu produire la pulsation spontanée par la compression de l'œil, et nous avons cru devoir l'attribuer à un arrêt de la circulation. De plus, et c'est là le grand moyen de diagnostic, dans l'hyperémie simple, au début, même chez un sujet très-souffrant, la vision est assez bonne, puis elle se trouble plus ou moins rapidement; tandis que dans la compression il y a toujours une grande diminution de la fonction, qui est la même au début comme à la fin de l'examen.

§ XI.

La marche des hyperémies rétino-choroïdiennes est en général lente; elles se répètent toujours un nombre considérable de fois avant de passer à la deuxième période, les deux yeux sont toujours le siége de la même affection, à des degrés peu différents.

Dans quelques cas, l'hyperémie parcourt rapidement les deux périodes; après une ou deux congestions fugaces, la maladie se maintient à l'état permanent. Ce n'est plus à l'hyperémie que nous décrivons que l'on a affaire, mais bien à l'hyperémie qui précède les inflammations franches; alors l'hyperémie peut, on en comprend facilement la raison, être monoculaire. Si elle existe dans les deux yeux, c'est à des degrés très-différents dans la majorité des cas.

C'est vers l'âge de la puberté que se manifestent le plus souvent les hyperémies rétino-choroïdiennes, ce qui tient sans doute aux efforts d'accommodation que l'on exige des enfants qui apprennent à lire ou à travailler. Au début, les poussées congestives se produisent assez irrégulièrement et sont de peu de durée; mais bientôt, sous l'influence de la persistance du travail, surtout quand le sujet n'a pas une nourriture suffisante comme quantité ou qualité, les poussées deviennent de plus en plus fréquentes et leur durée augmente peu à peu jusqu'à ce que l'hyperémie devienne constante. Comme nous l'avons vu, les vaisseaux sont alors hypertrophiés, gorgés de sang.

La réplétion des veines a pour effet, à la longue, de gêner la circulation en retour, et l'œil contient alors une quantité de sang plus considérable qu'à l'état normal. D'un autre côté, l'œil, congestionné dans ses membranes internes, est, comme on le constate tous les jours, un peu presbyte, c'est-à-dire que la vue des petits objets à courte distance, moins de 35 centimètres, exige de grands efforts d'accommodation. Ces efforts d'accommodation contribuent à augmenter la pression au dedans de la sclérotique.

Si celle-ci n'est pas encore solidement constituée, on voit se développer un staphylôme postérieur au point où elle a le moins de résistance. C'est en général à la partie externe et inférieure du nerf optique qu'il se produit. C'est là le siége le plus général; mais il peut se faire que ce soit en un autre point que cède la membrane fibreuse. Un élément inflammatoire complique cet acte pathologique, et bientôt il y a en ce point adhérence de la rétine à la choroïde; cette dernière membrane perd son pigment, et une atrophie commune de la rétine, de la choroïde et de la sclérotique, en est la conséquence.

En même temps que l'atrophie des membranes, on voit sur le staphylôme les vaisseaux s'atrophier et enfin disparaître.

Chez un jeune mineur de treize ans, lymphatique, atteint d'une incontinence nocturne d'urine, qui nous a été adressé par M. le Dr H. Gintrac, nous avons vu l'œil gauche hyperémié, tandis que l'œil droit présentait un staphylôme postérieur au début. Depuis fort longtemps ce jeune malade éprouvait les symptômes que nous avons décrits, et son affection était entretenue et aggravée par le travail à la lumière d'une lampe peu éclairante; nous lui avons conseillé de changer sa profession de mineur[1]. Chez lui, l'hyperémie a été causée par

____

[1] Nous avons eu récemment l'occasion de constater que ces moyens avaient admirablement réussi.

la vie dans une mine, une mauvaise nourriture et le travail à une lumière artificielle insuffisante, et nous ne voyons dans son staphylôme de l'œil droit qu'une terminaison de l'hyperémie. Dans l'œil gauche, la sclérotique a résisté jusqu'à présent.

Nous avons constaté que sur les pièces pathologiques que conservait M. Cusco à son cabinet à la Salpétrière, on voit fort bien par transparence les vaisseaux de la choroïde atrophiée; la rétine adhérente à cette dernière membrane, dont elle avait suivi la déformation, est moulée sur la déformation de la sclérotique.

Nous faisons jouer un grand rôle à l'hyperésthésie vasculaire de la rétine et de la choroïde, dans la production du staphylôme postérieur; dans notre opinion, son action est bien plus grande.

Supposons que la sclérotique à la pression de dedans en dehors causée par hyperémie suit son cours, l'on arrive à l'âge de retour avec une hyperémie permanente, et nous ne doutons pas qu'elle n'agisse comme cause efficiente dans la pathogénie des rétino-choroïdites; de cette dernière affection aux cataractes, il n'y a qu'un pas. Combien de cataractes ne rencontre-t-on pas chez les sujets dont la choroïde est malade, pour une exempte de telles complications?

L'hyperémie même peut et doit avoir une action sur le corps vitré et sur le cristallin, qui vivent par endosmose, sans vaisseaux propres.

Nous nous arrêtons; ces grandes questions étiologiques sont trop complexes pour ne pas demander une étude à part, des observations spéciales; nous réservons cette partie de notre sujet. Des observations dirigées dans ce sens, nous permettront bientôt peut-être de la reprendre et de la traiter aussi complètement que son importance le comporte.

Chez les sujets pléthoriques, les hyperémies affectent des

terminaisons spéciales en rapport avec l'état général du sujet. On voit alors se produire des hémorrhagies qui le plus souvent ont pour point de départ une veine choroïdienne, et qui se faisant jour à travers la rétine, qu'elles déchirent, viennent dans le corps vitré.

Les inflammations chroniques de la choroïde ne sont pas rares dans les cas de ce genre.

On observe aussi souvent, dans les yeux où une hyperémie a existé pendant longtemps, une atrophie qui lui est consécutive ; il y a souvent alors chez les sujets pléthoriques formation de caillots qui arrêtent la circulation dans l'artère centrale de la rétine.

L'exposition des symptômes, de la marche et des terminaisons des hyperémies nous conduit naturellement au pronostic. Il faut garder la plus grande réserve quand l'affection est dans la deuxième période, quand elle a pris droit de cité.

On aura à lutter alors contre de grandes difficultés de traitement : le malade et la maladie feront souvent cause commune contre le médecin et protesteront contre la nouvelle hygiène, contre le régime de vie à suivre, sans lesquels il n'est pas de guérison.

Cependant le pronostic n'est pas fâcheux : la guérison ou une amélioration notable, voilà la règle. Mais, une fois l'amélioration venue, adieu le traitement, et la récidive est fatale, plus difficile et plus longue à guérir que l'affection primitive.

Le grand danger, c'est l'habitude qu'a pris l'œil de fonctionner anormalement, qui permet au malade quelques travaux qui lui font rapidement perdre ce que le traitement lui avait donné.

§ XII.

Nous sommes arrivé au point capital de la question ; et après avoir décrit les hyperémies rétino-choroïdiennes, exposé leur cause, leur marche, leurs symptômes et leurs terminaisons, nous avons à nous demander quels sont les moyens thérapeutiques propres à lutter contre elles. Le malade vient demander au médecin de le guérir de la gêne actuelle de la vision; mais le médecin a souvent mieux à faire que d'user seulement d'un moyen palliatif : il peut attaquer l'affection générale, qui si souvent préside à l'existence de l'hyperémie.

Dans la première période, on devra avant tout exiger le repos des yeux, et l'amélioration ne se fera pas longtemps attendre, si en même temps on emploie des lotions froides sur les yeux, quelques ventouses sèches à la nuque, ou scarifiées à la région temporale, quelques pédiluves irritants. On aura supprimé ainsi l'hyperémie; mais toutes les causes qui ont favorisé sa production subsistent encore, et ce sont elles qu'il faut attaquer. Il est d'autant plus important de ne pas oublier cette indication, que l'hyperémie, même peu grave par elle-même, est toujours très-sérieuse à cause de ses fréquentes terminaisons en phlegmasies chroniques.

En général, la première chose à faire, c'est de modifier profondément l'hygiène du sujet. Est-il pléthorique? on insistera sur les émissions sanguines locales, et, d'un autre côté, on changera son régime : on conseillera l'abstention du vin pur, des liqueurs alcooliques, peu de viande, de petits repas, de l'exercice physique.

Dans plusieurs cas de ce genre, nous avons eu constamment à nous louer de l'usage des eaux de Vichy, continué pendant un mois ou trois semaines : deux verres environ à chaque repas. Nous avons aussi fait usage des eaux de Kissingen : leur effet, légèrement laxatif, a contribué, sans nul doute, aux résultats heureux que nous en avons obtenus.

Mais si, au contraire, on a affaire à un malade anémique, il va sans dire que nous préférons ici les ventouses sèches aux ventouses scarifiées. Dans un cas de ce genre, nous aurons recours au fer, au quinquina. S'il existe en même temps de la constipation, les lavements froids suffisent pour régulariser les selles en peu de temps. Si l'estomac est souffrant, si les digestions sont longues et pénibles, les applications d'un corps chaud au creux de l'estomac soulagent habituellement le malade. Le régime, fortement animalisé, sera réglé suivant l'état du sujet, et peu à peu on arrivera, si possible est, à en augmenter la quantité.

Qu'on nous permette d'insister beaucoup dans ce cas sur la nécessité de l'exercice physique, régulier et quotidien, au grand air et au grand soleil. Si la position du malade lui permet un séjour à la campagne, rien ne favorisera mieux la guérison complète, surtout s'il se livre à des exercices violents. L'influence de la lumière sur les êtres vivants n'est pas contestable, et la vie sédentaire et trop *abritée* des femmes doit entrer à juste titre au nombre des causes qui favorisent leurs maladies.

A ces moyens, chez les anémiques, nous joignons l'usage des bains sulfureux, excitant la peau, qui souvent alors remplit très-imparfaitement ses fonctions.

Nous n'avons pu qu'esquisser légèrement les traits principaux du traitement, qui doit varier à l'infini, suivant les nombreuses indications que l'on rencontre dans la pratique. Nous ne pouvons ici faire le résumé de tout ce qui a été écrit à propos du traitement de la chlorose, de l'anémie, de l'hystérie, des dyspepsies, des déplacements viscéraux, des affections viscérales profondes; c'est au médecin, chaque fois qu'il rencontre une hyperémie rétino-choroïdienne, à étudier l'état pathologique général auquel elle est liée, et à modifier, suivant les cas, les moyens thérapeutiques à diriger contre l'affection.

Les moyens locaux que nous n'avons fait qu'indiquer méritent une attention spéciale, et le mode de faire est d'une grande importance. Nous avons d'abord parlé de lotions froides sur les deux yeux. Ces lotions peuvent se pratiquer au moyen de compresses que l'on met sur les deux yeux pendant huit ou dix minutes; on les renouvelle plusieurs fois dans la même journée, une fois toutes les heures, par exemple.

Dans des hyperémies rétiniennes, nous avons vu M. Chassaignac obtenir de magnifiques résultats de douches administrées régulièrement tous les jours sur les paupières. Chez une jeune malade qui nous a été adressée ces jours derniers par M. le D' Mabit, nous avons constaté la guérison d'une hyperémie par ce moyen; il restait encore quelques troubles du côté de la fonction, mais l'œil lui-même était revenu à l'état sain.

Pour nous, nous n'hésiterions pas à employer cet excellent moyen, surtout chez les sujets dont l'hyperémie n'est pas trop considérable, et chez qui la réaction ne peut par conséquent produire aucun effet fâcheux.

Les ventouses sont en général les ventouses de verre que l'on applique à la nuque; il est possible, au moyen de scarifications, de retirer rapidement une quantité considérable de sang. Le plus souvent, les ventouses sèches suffisent, et il n'est pas toujours possible de faire des scarifications à marques indélébiles, surtout au cou. Pour tirer du sang, nous préférons les ventouses en caoutchouc. On peut les appliquer à la région temporale en rasant les cheveux, et les scarifications restent cachées par la chevelure. C'est le moyen le plus énergique que l'on puisse employer.

Les émissions sanguines ainsi pratiquées tirent assez de sang pour modifier profondément l'hyperémie sans amener de changement bien notable dans l'état général du sujet.

Après les ventouses, viennent naturellement les vésicatoires à la nuque et autour de l'orbite, qui donnent souvent d'excellents résultats. Si les malades les repoussent, on se trouvera bien de frictions sur le front et les tempes, faites avec de l'alcoolat de lavande et du baume de Fioraventi, par parties égales.

Dans la seconde période, c'est aux mêmes agents thérapeutiques qu'il faut avoir recours; mais ici, comme l'hyperémie est à l'état constant, il faut se mettre en mesure de pouvoir continuer l'usage de ces moyens pendant un certain temps. Le repos des yeux sera exigé d'une façon bien plus sévère; l'usage des conserves colorées en bleu, au soleil et à la vive lumière, sera prescrit; et s'il existe un peu de presbytie, le malade sera notablement soulagé par des verres biconvexes très-faibles, 60 ou 80, par exemple, qui ont surtout pour objet d'empêcher la trépidation des lettres ou des points d'une couture que nous avons signalée. Du reste, les moyens locaux seront les mêmes : des lotions froides sur les yeux, des ventouses, quelques pédiluves. Quant aux moyens généraux, le fer, le quinquina et les amers peuvent se continuer long temps; les bains sulfureux donnent ici des résultats bien plus marqués que précédemment, et la raison en est bien simple : c'est qu'on les continue bien plus longtemps. Les eaux naturelles de Vichy peuvent être d'un grand secours.

Enfin, une saison aux bains de mer donne d'excellents résultats, d'autant mieux que pendant son séjour au bord de la mer, le malade ne se sert que fort peu de ses yeux pour lire ou pour écrire. Chez les pléthoriques, une saison à Vichy serait mieux indiquée.

Chez un malade dont la santé était excellente, mais qui, par suite d'une alimentation succulente, était arrivé à une hyperémie de l'œil en même temps qu'à une hyperémie habituelle du cerveau, l'arsenic, administré suivant les règles indiquées par M. le Dr Lamarre-Picot, nous a donné un résultat assez rapide.

En résumé, il faudra se hâter d'éloigner les causes de la maladie, et essayer de changer rapidement le régime du malade, soigner une dyspepsie, une chlorose, soutenir l'utérus dévié par un pessaire, guérir des constipations rebelles, et alors les moyens locaux auront une action très-marquée sur la maladie oculaire.

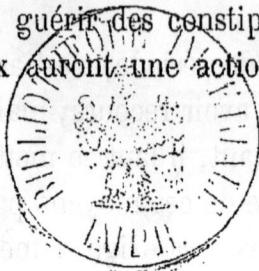

www.ingramcontent.com/pod-product-compliance
Lightning Source LLC
Chambersburg PA
CBHW060453210326
41520CB00015B/3933